QUELQUES IDÉES MODERNES

SUR LES

TROUBLES GASTRO-INTESTINAUX

ET LEUR TRAITEMENT PAR LE MASSAGE

PAR

Gustave NORSTRÖM

DOCTEUR EN MÉDECINE
DE LA FACULTÉ DE STOCKHOLM

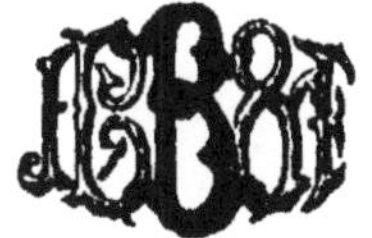

PARIS
LIBRAIRIE J.-B. BAILLIÈRE ET FILS
19, RUE HAUTEFEUILLE, 19

1908

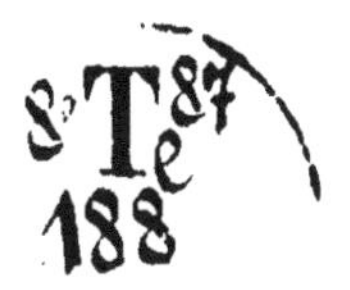

QUELQUES IDÉES MODERNES

SUR LES

TROUBLES GASTRO-INTESTINAUX

ET LEUR TRAITEMENT PAR LE MASSAGE

DU MÊME AUTEUR

Traité théorique et pratique du massage. 2e édition. Paris, 1891, 1 vol. in-8°, 672 pages.

Traitement de la migraine par le massage. Paris, 1885, in-18, 121 pages.

Traitement des raideurs articulaires (fausses ankyloses) au moyen de la rectification forcée et du massage. Paris, 1887, in-8°, 139 pages.

Le massage de l'utérus. Paris, 1899, in-8°, 214 pages.

Céphalalgie et Massage. Paris, 1890, in-8° ; traduit en anglais et augmenté. New-York, 1896.

Massage dans les affections du voisinage de l'utérus et de ses annexes. Paris, 1892, in-8°, 141 pages.

Formulaire du massage. Paris, 1895, in-16°, 280 pages, avec figures, Librairie J.-B. Baillière.

Handbook of Massage. New-York, 1896, in-8°, 246 pages.

The Manual Treatment of Diseases of Women. New-York, 1903 in-8°, 230 pages.

Myosite chronique rhumatismale et son traitement par le massage. Paris, 1908, in-8°, Librairie J.-B. Baillière.

QUELQUES IDÉES MODERNES

SUR LES

TROUBLES GASTRO-INTESTINAUX

ET LEUR TRAITEMENT PAR LE MASSAGE

PAR

Gustave NORSTRÖM

DOCTEUR EN MÉDECINE

DE LA FACULTÉ DE STOCKHOLM

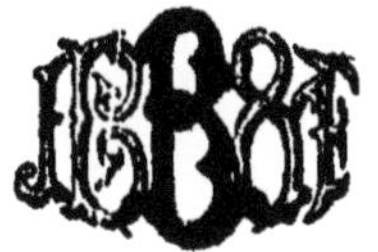

PARIS

LIBRAIRIE J.-B. BAILLIÈRE ET FILS

19, RUE HAUTEFEUILLE, 19

1908

QUELQUES IDÉES MODERNES

SUR LES

TROUBLES GASTRO-INTESTINAUX

ET LEUR TRAITEMENT PAR LE MASSAGE

Il y a quelques années, très peu de temps après mon arrivée de France aux Etats-Unis, je publiai dans le *Medical Record* un petit article sur la « Technique du massage de l'estomac ». Cet article traitait particulièrement, bien entendu, de la partie technique du sujet. Aujourd'hui je me propose de discuter surtout les résultats cliniques du massage de l'estomac, basés sur mon expérience personnelle, et de montrer la relation qui existe entre l'amélioration générale qui suit son application et l'activité chimique de l'estomac. Ceci sera suivi d'une courte étude sur le massage des intestins.

Dans un grand nombre de cas, le suc gastrique était analysé de temps à autre. Nous avons été à même de contrôler les altérations de sa composition et d'observer que, dans la plupart des cas, il y avait une amélioration dans le chimisme stomacal, correspondant à l'amélioration graduelle du malade.

Le massage stomacal n'est pas nouveau. Il a été pratiqué d'une façon empirique; il était souvent alors préjudiciable aux malades et était loin de donner les résultats qu'on pouvait en attendre.

Les heureux effets du massage stomacal ont déjà été mis en relief par Rubens Hirschberg dans son intéressant article sur le massage de l'abdomen. Le Dr Cautru a écrit sur ce sujet une excellente thèse, intitulée *De l'emploi des agents physiques, et en particulier du massage dans le traitement des dyspepsies*. Il y expose les résultats obtenus, à l'hôpital Saint-Antoine (Clinique du professeur Hayem) et plus tard à l'hôpital Necker (Clinique du professeur Huchard). Mon ami, le professeur Zabludowski de Berlin, décédé il y a quelques mois, Cseri (1), Schmidt et (2) d'autres ont aussi écrit des articles sur ce sujet. On sait d'ailleurs que le Dr Metzger, le créateur du massage scientifique, employait depuis longtemps cette méthode non seulement pour le traitement d'affections locales de l'estomac, mais aussi dans les états pathologiques attribués à une digestion stomacale défectueuse (goutte, etc.). Je m'empresse à dire que le genre de massage que je recommande pour les maux gastro-intestinaux diffère essentiellement, du fait de son application aux désordres gastriques, de la méthode employée jusqu'ici par d'autres et par moi-même, jusqu'à il y a une quinzaine d'années.

Comme celle-ci ne donnait entre mes mains que des résultats absolument insuffisants, je l'abandonnai entièrement, pendant plus de deux ans, dans les affections qui nous occupent.

C'est à ce moment que j'inventai la méthode que j'ai toujours employée depuis et qui m'a donné souvent des résultats magnifiques. J'en décrirai plus tard la technique.

Les médicaments ordinairement employés dans le traitement des affections gastriques sont supprimés peu de

(1) *Berliner klin. Wochenschrift*, nos 26 et suivants.
(2) *Wiener Medicinische Wochenschrift*, 1889.

temps après le commencement du massage, et, à partir de ce moment, le seul traitement employé est l'agent physique, c'est-à-dire le massage.

J'examinerai rapidement ce qu'on pourrait appeler les désordres chimiques de l'estomac, car une discussion plus étendue sur ce sujet me forcerait à de trop longs développements.

On peut affirmer, sans craindre d'être contredit, que, dans le trouble clinique désigné sous le nom d'*Hypo-chlorhydria* (1) (Hypopepsie d'Hayem, Hyposthénie A. Robin), où il y a diminution non seulement de la quantité du suc gastrique, mais encore de l'acide hydrochlorique libre, le massage pourrait remédier à tous deux. Nous savons qu'une irritation directe ou indirecte de l'estomac provoque immédiatement, par voie réflexe, un écoulement du suc gastro. Cet effet stimulant du massage sur la fonction glandulaire a été démontré tout d'abord par le Dr Colombo, de Rome. Il employait les massages sur des chiens, auxquels il avait d'abord fait des fistules gastriques. De ces expériences il concluait que le massage agit sur les glandes par une double action : d'une part, en stimulant l'épithélium glandulaire, de l'autre en déterminant une augmentation de l'afflux du sang et en favorisant aussi la sécrétion. En dehors de cette action spéciale sur les glandes, la sécrétion se trouve encore augmentée par les mouvements péristaltiques provoqués par le massage.

J'enseigne depuis longtemps que le massage de l'estomac améliore aussi la qualité du suc gastrique sécrété. D'autres, et particulièrement Rubens Hirschberg, m'ont suivi dans cette voie. Mais le Dr Cautru est sans contredit le premier qui a démontré, scientifiquement, que le massage agissait aussi de cette façon.

(1) *Chimisme stomacal*, par Hayem et Winter. Paris, 1892.

Il ne faut pas oublier, dit-il, que, pendant la digestion, deux fonctions également importantes se passent au niveau de la muqueuse stomacale, l'une vasculaire, caractérisée par l'apport des chlorures du sang, l'autre glandulaire, ayant pour but de décomposer ces chlorures en acide chlorhydrique et chlorures organiques. On a donné en France le nom de *chlorurie* au premier de ces phénomènes et au second celui de *chlorhydrie*. Il doit exister, pendant l'acte de la digestion, un équilibre parfait entre ces deux fonctions, et l'évolution de la digestion, depuis les premières minutes jusqu'à la fin, doit se faire suivant certaines règles qui maintiennent cet équilibre.

Pour bien démontrer l'influence du massage de l'estomac sur le chimisme stomacal, il nous semble indispensable de procéder par la comparaison des analyses successives faites chez un même individu à différentes phases du traitement.

J'omets à dessein de parler ici de l'*Anachlorhydrie*, parce que c'est un désordre plutôt rare du chimisme stomacal.

Dans les cas où il y a hyperchlorhydrie, et diminution de l'action chimique correspondant à la formule HCl—, le résultat du massage sera d'accélérer la digestion par l'augmentation de la quantité de l'acide. L'action glandulaire devient plus active, le chlore augmente, et l'absorption se fait plus rapidement.

L'amélioration de la digestion gastrique à la suite du massage est démontrée par l'augmentation de l'appétit, ainsi que par une plus grande rapidité de la digestion. C'est là généralement le premier signe de l'amélioration d'une maladie stomacale, quelle qu'elle soit, lorsqu'elle est traitée par le massage; ce résultat ne manque jamais de procurer au malade une grande satisfaction.

OBSERVATION I. — *Hypochlorhydrie. Gastrite chronique. Atonie stomacale. Nervosité.*

Mme S..., âgée de 37 ans, fut recommandée à mes soins par le Dr Strauss, de Carlsbad. Je la vis pour la première fois à Ragatz au mois d'août 1895. Elle fut traitée pendant six jours avec amélioration légère. Je l'ai revue en octobre suivant, à Brooklyn. Elle était extrêmement émaciée, elle avait perdu presque 50 livres en 2 ans et elle était incapable de digérer aucune nourriture. Depuis 1891, elle souffrait de douleurs et d'éructations très acides, ainsi que de crampes dans la région du pylore. Elle était très nerveuse et passait auprès de quelques médecins pour ne souffrir que d'une maladie fonctionnelle, pour d'autres elle avait un cancer de l'estomac. Elle était dans un état de constipation opiniâtre. Elle avait subi des lavages de l'estomac pendant 7 mois, sans aucun soulagement. Elle avait refusé l'opération de la gastro-entérotomie. Elle avait de l'hypochlorhydrie. J'ai traité en Amérique pendant deux mois sa maladie d'estomac et de constipation par le massage. A la fin du traitement, son chimisme stomacal était devenu presque normal. Elle n'avait plus de douleurs ni de crampes du pylore, la constipation avait disparu. Elle avait gagné 30 livres en 10 mois. A partir de ce moment, elle a pu digérer toutes sortes d'aliments, elle a pris de l'embonpoint et est devenue assez grasse. Elle a toujours été bien du côté de l'estomac depuis cette époque.

OBSERVATION II. — *Hypochlorhydrie. Gastrite chronique. Atonie stomacale très marquée. Dilatation faible de l'estomac.*

M. N..., 61 ans, se plaint depuis 30 ans de troubles dans l'estomac ; il souffre aussi depuis 3 ans de diarrhée chronique ; très faible et amaigri ; éructations fréquentes de gaz et de liquides acides. Depuis 10 ans n'a pu digérer de la viande; son régime consistait exclusivement en lait, œufs, huîtres et extrait de viande. Hypochlorhydrie. Après massage de six semaines, amélioration notable. Interruption pendant 3 mois, pendant l'été 1898. Reprise vers l'automne de la même année. Après 5 autres semaines de massage, guérison complète ; diarrhée entièrement disparue. La langue, qui avait été très chargée pendant des années, se nettoyait graduellement depuis les bords jusqu'à la ligne médiane à mesure que l'amélioration progressait. Le malade a gagné 24 livres en 4-5 mois : il peut tout digérer. Le suc gastrique a repris sa composition normale. Trois ans après, le malade était toujours parfaitement bien. La fonction intestinale était régulière.

Observation III. — *Gastrite chronique. Hypochlorhydrie.*

M. O... fut recommandé à mes soins par le Dr Keys, de New-York, en 1896. L'état général était mauvais, le teint terreux, l'aspect très affaibli. A été souffrant pendant au moins 4 ans. L'administration de divers médicaments avait aggravé son état. Il ne pouvait supporter pour ainsi dire aucune nourriture, pas même du lait ; les éructations acides étaient très abondantes ; il y avait de temps en temps des vomissements. Les matières vomies examinées montraient hyperchlorydrie ainsi qu'une grande quantité de mucus. Son mauvais état général lui donnait l'apparence d'un homme souffrant d'un cancer. J'hésitai d'abord à le soumettre au massage ; cependant je proposai du massage pendant 3 semaines afin de voir l'effet du traitement et de pouvoir fixer le diagnostic ; ces conditions furent acceptées. Il y eut d'abord une amélioration légère, mais certaine. Le massage fut continué pendant 6-7 semaines. Ses éructations disparurent presque complètement. Le malade peut maintenant très bien digérer toute espèce de nourriture ; il n'y avait plus d'hyperchlorydrie et très peu de mucus. Il jouit d'une santé parfaite, en ce qui concerne son estomac.

Quand, au contraire, nous avons affaire à l'autre variété de trouble du chimisme stomacal, c'est-à-dire à l'*hyperchlorhydrie* (hyperpepsie d'Hayem ; hyperesthésie de A. Robin), il y a augmentation de l'acidité, qui produit une irritation de la muqueuse de l'estomac. Elle correspond à la formule HCl, ce qui indique une augmentation d'acide chlorhydrique libre.

Après l'emploi du massage, il y a généralement une régularisation du chimisme stomacal et un retour aux conditions normales. Outre l'hyperchlorhydrie pléthorique congestive, à laquelle je préférerais donner le nom de vraie hyperchlorhydrie. Cautru admet une seconde forme à laquelle il donne le nom de fausse hyperchlorhydrie : j'en ai rencontré un certain nombre de cas, qui, tout en montrant tous les symptômes de l'hyperchlorhydrie (éructations acides, brûlantes), se sont trouvées à chaque analyse du suc gastrique n'être que des hyperchlorhydries avec fermentations secondaires. Le massage donne de très bons résultats dans les deux variétés, mais particulièrement dans la dernière, comme on peut facilement le supposer. Celle-ci, de plus, est guérie beaucoup plus vite.

L'indication du massage dans l'hyperchlorhydrie n'est généralement pas admise ; quelques médecins, qui reconnaissent son utilité dans les cas d'hypochlorhydrie, ne pensent pas qu'il puisse donner de bons résultats dans l'hyperchlorhydrie. Le Dr Cautru, dont nous avons si souvent cité le nom, a pourtant obtenu des résultats tout à fait satisfaisants par son emploi. Je vois avec plaisir que ces résultats ont été confirmés par le Prof. Huchard, dans la clinique duquel, — à l'hôpital Necker de Paris, — la plupart des cas publiés ont été traités (1). En parcourant le volumineux et excellent travail du Prof. Albert Robin sur les désordres gastriques (2), j'ai vu que, par expérience personnelle, il s'exprime en faveur du massage appliqué aux organes digestifs, et fait pourtant exception pour l'hyperchlorhydrie, car il a

(1) Huchard. *Consultations médicales*. Paris, 1901.
(2) Albert Robin. *Maladies de l'estomac*. Paris, 1896, 3 volumes.

toujours, dit-il, trouvé la sécrétion augmentée après le massage dans cette variété du chimisme stomacal. Je lui adressai donc une lettre qu'il a très aimablement insérée dans le *Bulletin général de thérapeutique* (mai 1903). Dans cette lettre, je tâchais d'expliquer pourquoi il n'avait pas, à mon avis, obtenu d'aussi bons résultats que le Dr Cautru et moi-même. La cause réelle de l'insuccès du Dr Robin est due, il me semble, à ce qu'il n'a pas prolongé assez longtemps le traitement. J'ai toujours remarqué qu'en massant les hyperchlorhydriques il y a une augmentation du suc gastrique pendant les premières semaines et que c'est au bout de six semaines à deux mois que commence la régularisation de la fonction glandulaire, qui est le résultat du traitement.

Par suite de ces faits, on serait porté à conclure que le temps exigé pour la guérison de l'hyperchlorhydrie par le massage serait plus long que celui que demande l'hypochlorhydrie. Cette supposition est confirmée par la pratique. Il faut quelquefois trois mois, pendant lesquels la patience du malade ainsi que celle du médecin sont mises à une dure épreuve.

Le traitement de l'hyperchlorhydrie est encore plus long, lorsqu'il y a en même temps des complications du côté du système nerveux ; dans ce cas, le résultat est généralement peu favorable et il y a souvent des récidives.

Il est curieux de constater que le massage stimule d'abord la sécrétion du suc gastrique, puis finit par la ramener à un taux normal. Les mêmes circonstances, ou à peu près, en apparence paradoxales, se retrouvent, comme je le dirai plus loin, dans le traitement de la constipation et diarrhée par le massage. Ce traitement agit sur les nerfs de l'estomac, sur la circulation de ses parois, par conséquent sur toute la nutrition de l'organe, et surtout celle des glandes. Il rétablit de cette manière les conditions normales anatomiques et physiologiques dans les états pathologiques tout à fait opposés.

Observation IV. — *Hyperchlorydrie. Dilatation légère de l'estomac. Diarrhée.*

Mrs K..., de Cleveland, âgée de 44 ans vint me consulter au printemps de 1898. Elle souffrait, depuis 6 ans, de dérangement stomacal avec fermentation intense dans l'estomac et dans les intestins. Diarrhée presque continuelle pendant 10 mois. Se plaint de brûlure comme par de l'eau chaude après chaque repas ; douleur aiguë 4-5 heures plus tard. Se réveillait chaque matin de bonne heure par suite de la douleur causée par l'acidité. Se plaint aussi d'éructations acides. Elle éprouva quelque soulagement après des lavages de l'estomac et par suite de l'emploi du bicarbonate de soude. Depuis quelques mois elle rendait après chaque repas une bonne partie de la nourriture ingérée. La gastro-entérotomie fut proposée, mais refusée, la malade ne voulant s'y résoudre que dans le cas où le traitement par le massage ne produirait pas l'effet désiré. Le repas d'épreuve, d'après Riegel, démontra l'hyperchlorhydrie. Il y avait de l'irritation de la vessie (mictions fréquentes); par suite de réflexes dus aux troubles de l'estomac, ces phénomènes disparurent après le traitement. Après ce dernier, l'état de la malade était satisfaisant ; la réaction était presque normale, il n'y avait plus d'éructations ni de vomissements, la diarrhée avait cessé depuis 14 jours ; plus de mixtions fréquentes. Le traitement dura en tout presque 11 semaines.

Observation V. — *Hyperchlorhydrie. Crampe violente et très douloureuse du pylore.*

Mr K..., de Paris, compositeur de musique, souffre depuis 1873 de l'estomac. Chaque année il fait une saison à Vichy et en ressent quelque soulagement pendant 5-6 semaines. A la fin de 1888 il a des attaques de douleurs très violentes : celles-ci ont leur siège principal dans la région du pylore. Ces douleurs s'irradient en haut, mais particulièrement en bas, ce qui fait supposer à divers médecins qu'il s'agit de coliques hépatiques. Les coliques se produisaient surtout le soir après le repas principal;

le malade se plaignait d'une sensation de brûlure aussitôt après le repas, mais surtout au bout de 4 heures. A ce moment, les crampes étaient particulièrement violentes. Il y avait des éructations de gaz très acide. Le bicarbonate de soude pris à hautes doses ne produisit qu'un effet transitoire.

L'estomac se refusait souvent à digérer toute nourriture, malgré un régime sévère et très uniforme. Le malade maigrissait donc et se fatiguait facilement. La constipation était opiniâtre; il y avait de l'hyperchlorhydrie. Le traitement par le massage dura 9 semaines, et fut commencé au début de mars 1894. Au milieu du traitement — après un mieux qui avait duré environ une semaine,— il se produisit une attaque des plus violentes. Jusqu'au mois de mai 1896, époque où je vis ce malade pour la dernière fois, à Paris, il n'avait pas encore eu de récidive : il mangeait tout sans aucun inconvénient sa constipation avait disparu.

Il existe une autre affection, ou plutôt un ensemble symptomatique que l'on nommé *maladie de Reichmann*, cette maladie ressemble beaucoup à l'hyperchlorhydrie à la fois par ses symptômes et par son étiologie. Je ne possède aucune expérience en ce qui concerne l'opportunité du massage dans cette maladie d'ailleurs assez rare.

Mais, me basant sur les résultats que donne le massage dans l'hyperchlorhydrie, je crois qu'on devrait l'essayer surtout quand il y a de l'atonie des parois de l'estomac.

En résumé, le massage agit sur tous les éléments anatomiques qui concourent à la digestion. Il agit sur l'élément *musculaire*, en augmentant la force contractile.

Il agit sur l'élément *nerveux*, en tant que sédatif de la douleur et de l'exagération du réflexe, ou comme excitant du réflexe disparu.

Il agit sur l'élément *glandulaire* de l'estomac, en modifiant son action chimique :

(1) *Klinische Studien des Magensaftflusses. Mittheilungen aus den Grenzgebieten der Medizin und Chirurgie*, Bd XII, 1 Heft.

1° Il tend à rapprocher le chimisme stomacal de sa formule normale;

2° Il rétablit l'équilibre dans l'ensemble du chimisme, en abaissant les valeurs trop élevées, et en élevant les valeurs insuffisantes ;

3° Il agit surtout sur les troubles évolutifs en augmentant et en régularisant d'une façon constante et manifeste l'évolution de la digestion (Cautru).

Je suis d'avis, avec beaucoup d'autres, qu'un grand nombre de maladies de l'estomac, et particulièrement la gastrite chronique et la dyspepsie nerveuse (quand l'analyse du suc gastrique montre quelque composition anormale) peuvent rester pendant une période plus ou moins longue à l'état latent. Puis la motilité de l'estomac commence à souffrir, les symptômes apparaissent et le malade se plaint d'une maladie dont il a été jusqu'alors la victime inconsciente. D'autre part, l'élément moteur est intact, les effets de l'état anormal du suc gastrique ne se font pas sentir.

Après avoir parcouru la littérature médicale relative aux troubles des organes digestifs, j'ai vu, avec plaisir, combien de spécialistes éminents des maladies de l'estomac et parmi eux surtout ceux de nationalité allemande, ayant à leur tête le Dr Boas (1), deviennent de plus en plus disposés à reconnaître que l'élément moteur joue le rôle le plus important dans l'acte digestif. Jusqu'à ces dernières années, on admettait à peine cette explication. Mais je suis très heureux de voir que cette opinion semble gagner du terrain aussi parmi les spécialistes français. C'est ainsi, par exemple, qu'un spécialiste éminent, le Dr A. Mathieu, expose les mêmes idées dans un article publié il y a quelques années dans la *Gazette des Hôpitaux*, où

(1) Dr Boas, *Diag. nostik und Therapie der Magenkrankheiten*, Berlin, 1901.

il dit : nous sommes arrivés à attribuer aux conditions de motilité et de sensibilité de l'estomac une valeur prépondérante dans les troubles dyspeptiques.

L'hyperchlorhydrie semble faire exception à cette règle, bien qu'ici encore nous observions quelquefois l'existence d'un certain excès d'acide chlorhydrique, sans que la malade se plaigne d'aucune douleur ; celle-ci dépend du degré plus ou moins grand de sensibilité de la muqueuse et de la réaction contre l'acidité augmentée. Mais nous voyons aussi dans ce cas la confirmation de la règle ci-dessus énoncée ; le malade commence à souffrir dès que l'atonie (état plus fréquent, à mon avis, qu'on ne l'admet généralement) vient s'ajouter à l'état pathologique qui préexiste. On admet généralement que, dans l'hyperchlorhydrie, la peptonisation des albuminoïdes se trouve accélérée par l'excès d'acide chlorhydrique sécrété et que les albuminoïdes, grâce à cette circonstance, quittent l'estomac plus tôt qu'à l'ordinaire. Mais cette explication a été réfutée par Pawlow (1), de même que tant d'autres, qui ont prévalu jusqu'ici dans le domaine de la physiologie et de la pathologie gastrique.

Par de remarquables expériences, il a été démontré que le passage du contenu de l'estomac dans le duodénum n'est réglé que par une réaction chimique.

L'acidité du contenu de l'estomac exerce une action réflexe sur la muqueuse du duodénum et provoque une fermeture temporaire du pylore.

Ce n'est qu'au moment où la masse acide a été neutralisée par le suc alcalin du pancréas que le pylore s'ouvre pour permettre à une autre portion acide de passer dans le duodénum.

Il semble donc clair que le contenu hyperacide de l'es-

(1) Pawlow, *Das Experiment als Zeitgemessige und einheitliche Methode medizinischer Forschung*. Wiesbaden, 1900.

tomac devrait demander plus de temps à quitter cet organe que celui de composition normale et que, par conséquent, la transformation de la digestion stomacale acide en digestion pancréatique alcaline devrait être jusqu'à un certain degré plus difficile et retardée.

La stagnation du contenu stomacal dans l'hyperchlorhydrie est, de plus, fréquemment augmentée par la contraction réflexe du pylore, qui empêche la sortie du contenu acide de l'estomac. Il est certain que ces phénomènes ne sont pas dus au hasard; la nature, grâce à une disposition très remarquable, analogue à ce qui se passe dans d'autres désordres gastriques, fait tout son possible pour maintenir l'équilibrium digestif. S'il en était autrement, une portion du contenu gastrique très acide (les albuminoïdes étant, comme je l'ai déjà dit, facilement peptonisés sous l'influence de l'acide chlorhydrique sécrété en excès) pourrait quitter l'estomac trop tôt, et alors il se produirait un désordre dans la digestion.

Comment, alors, pourrons-nous expliquer que non seulement les substances amylacées, mais aussi les albuminoïdes peuvent être digérés, absorbés et assimilés par l'organisme, dans les conditions les plus défavorables de l'action chimique de l'estomac?

C'est parce qu'il a été démontré de la façon la plus positive que le suc pancréatique peut agir comme un substituant du suc gastrique (1), et digérer tous les aliments. Cette explication aurait paru autrefois paradoxale.

L'action du massage sur le muscle gastrique est évidente; quand les parois abdominales sont très minces, les mouvements péristaltiques et antipéristaltiques peuvent quelquefois être observés, Son action a été démontrée par

(1) Les personnes qui voudraient étudier plus complètement ces fonctions très importantes du pancréas devront se reporter à l'ouvrage de Pawlow, *Le Travail des glandes digestives*, trad. française. Paris, 1901.

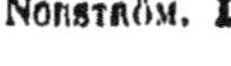

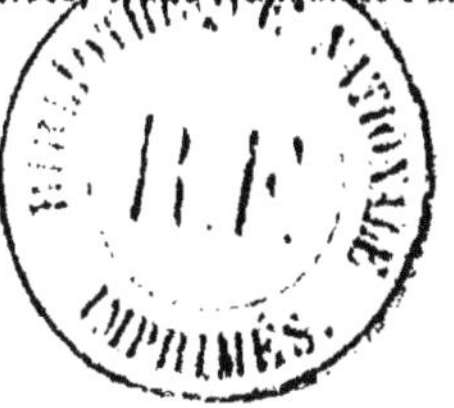

des expériences nombreuses, entre autres celles de Rubens Hirschberg. Ce savant a démontré, par exemple, que deux œufs restent dans l'estomac pendant 4 heures quinze minutes. Après un massage de l'estomac de 10 minutes, ils ne restaient que deux heures et 45 minutes. De même, 300 grammes de bœuf rôti exigent cinq heures 33 minutes ; après 10 minutes de massage, ils ne séjournent que trois heures 30 minutes. Le même auteur a constaté que, s'il faut deux heures 30 minutes pour que le salol apparaisse dans l'urine sous forme d'acide salicylique, après 15 minutes de massage il fera son apparition au bout d'une heure et demie.

L'insuffisance motrice commence presque toujours sous forme d'atonie de la paroi musculaire de l'estomac ; elle ne se manifeste que par une faiblesse de cette paroi qui a tendance à céder sous la pression du contenu stomacal. Cet état peut se prolonger, ce qui arrive la plupart du temps ; il peut, aussi, lorsque les causes qui l'ont produit persistent, se transformer graduellement en une dilatation véritable, par suite de dégénérescence graisseuse ou de quelque autre altération pathologique.

D'un autre côté, je pense, avec Nothnagel et plusieurs autres, que si la dilatation secondaire de l'estomac est une affection très fréquente, la dilatation primitive est au contraire relativement rare. Sa fréquence a été, à mon avis, très exagérée, particulièrement en France, où, pourtant assez longtemps sous l'influence de la doctrine de Bouchard, il n'y avait presque pas de trouble stomacal dans lequel le diagnostic de dilatation n'avait été fait.

Dans ce cas, l'estomac ne peut plus vider son contenu au moment voulu. Il y aura des manifestations douloureuses, la durée de la digestion sera prolongée (atonie). L'estomac ne pourra se débarrasser d'une partie de son contenu, une quantité plus ou moins grande de nourriture non digérée va y rester à un moment où il devrait être vide (dilatation). Dans le premier cas, le massage produit souvent un effet merveilleux, l'estomac recouvre entièrement sa puissance contractile; dans le second, même si la *restitutio ad integrum* ne se fait pas au point de vue anatomique, l'état du malade se trouve amélioré à un tel point que la guérison est presque effectuée; le malade ne se plaint pour ainsi dire d'aucun symptôme après la fin du traitement, et il n'y a généralement pas de récidive.

Nous ne parlons ici que de la dilatation idiopatique, car celle qui est produite par une constriction du pylore n'est pas justiciable de notre traitement.

J'ai traité, en France aussi bien qu'aux Etats-Unis, et avec grand succès, un nombre de cas de cet espèce, qui avaient été auparavant soignés sans succès par d'autres méthodes. Ces malades venaient essayer le massage, comme une dernière ressource, avant de se soumettre à une gastro-entérotomie! L'état de ces malades était déplorable, ils ne pouvaient digérer pour ainsi dire aucune nourriture. Dans quelques cas, il y avait des vomissements, et quelquefois aussi de la diarrhée. Les malades étaient généralement très émaciés. Dans ces cas très graves, le traitement exige beaucoup de temps, comme il est facile de le supposer, — il faut quelquefois jusqu'à trois mois pour une guérison. J'ai fait allusion au fait que le suc gastrique n'est pas, comme on le croit généralement, nécessaire pour la digestion des albuminoïdes. Les expériences faites sur des animaux l'ont démontré d'une façon catégorique ; d'ailleurs, on a objecté que des conclusions tirées d'expériences faites sur des animaux ne pouvaient être appliquées à l'homme. Le Dr Schlatter, de Zurich, démontrait cependant, dans un cas de cancer étendu de l'estomac dans lequel l'extirpation totale fut faite, que ces conclusions pouvaient aussi être appliquées à l'homme. Le malade en question était une femme d'un âge avancé. Elle put digérer de la viande aussi bien après l'opération qu'avant, lorsqu'elle était encore en possession d'un estomac sain. On comprendra qu'après l'opération la nourriture devrait être administrée par petites quantités et à de courts intervalles.

A ce régime, elle se portait assez bien et avait même gagné 4 livres en poids au bout d'une année. Deux mois après, cette malade succombait à une propagation du cancer aux ganglions mésentériques.

Ce que je viens de dire sur le peu d'importance du suc gastrique pour la digestion des albuminoïdes s'applique seulement aux estomacs dont la faculté motrice est conservée. Dès que cette faculté diminue, ce qui peut arriver dans une affection stomacale quelconque, le malade commence à se plaindre. Les aliments séjournent trop longtemps dans l'estomac. Ils fermentent; les parois de l'organe sont distendues par l'accumulation des gaz. Sous l'influence de la pression des gaz, l'estomac finit par se contracter, il surmonte la résistance du pylore et chasse son contenu dans le duodénum. La réaction de ce contenu est excessivement acide; l'alcalinité du suc pancréatique ne peut en neutraliser qu'une partie ; par conséquent la digestion reste incomplète.

L'application du massage aux parois de l'estomac lui fait recouvrer sa puissance contractile; le contenu stomacal solide et liquide (1) n'y séjourne pas plus longtemps qu'il ne faut et la décomposition se trouve ainsi empêchée. Les aliments sont des matières alimentaires

(1) D'après les expériences du Dr von Mehring sur des chiens, l'eau n'est absorbée qu'en petites quantités par l'estomac. Contrairement à ce que l'on supposait, une demi-heure ou trois quarts après son ingestion, l'eau est passée entièrement dans le duodénum, où elle est absorbée (Moritz).

expulsées en temps utile dans le duodénum où ils seront digérés par le suc pancréatique, indépendamment de leur réaction chimique.

Je n'ai pas trouvé utile de décrire le massage dans ses applications chimiques aux différentes formes d'affections gastriques. Dans celles qui sont caractérisées par ce qu'en France on appelle « ralentissement de la digestion » gastrite chronique, dilatation idiopathique de l'estomac, dyspepsie nerveuse, on observe, surtout dans la première et la dernière, une variation des conditions chimiques; avec le temps, cela est produit probablement par quelque influence nerveuse particulière, il arrive quelquefois que ces conditions changent, souvent en un temps très court, d'un extrême à l'autre.

Je pense cependant qu'on peut faire une exception pour la dyspepsie nerveuse ainsi que pour la gastralgie, car, dans ces deux affections, nous avons affaire à un élément nerveux comme cause première ou cause secondaire de la maladie. Le traitement que nous discutons n'est pas applicable à la première de ces affections, car je crois que, dans la grande majorité des cas, elle doit être considérée comme une manifestation de la neurasthénie et de l'hystérie. Ce sont ces maladies qui doivent être traitées et non le trouble stomacal lui-même, qui n'en est que la conséquence. Je crois que tout médecin qui s'occupe des maladies de l'estomac devra reconnaître avec moi combien il est quelquefois pour ne pas dire impossible, lorsque la maladie a atteint un certain degré de développement, de distinguer ces deux états et de déterminer si le trouble gastrique est le facteur initial, l'affection première et la plus importante, justiciable de notre traitement, ou s'il est seulement une manifestation secondaire.

C'est uniquement dans ces cas douteux où je ne traitais qu'un symptôme au lieu de la maladie locale, que j'ai échoué dans mon traitement, comme cela était à prévoir. Dans ces cas, le massage de l'estomac et des intestins a pourtant quelquefois donné des résultats favorables, bien que seulement temporaire. Quelques mois après la cessation du traitement la récidive ne manquait pas à se produire, l'amélioration ne durait jamais plus d'un an. Comment peut-on expliquer l'effet du massage dans ces cas? Je crois que le massage stimule l'appétit, — qui fait ici souvent défaut; — les malades mangent davantage en même temps que la digestion devient meilleure. Cela agit comme un tonique puissant sur l'état général du malade aussi bien que sur son système nerveux; en même temps, ce dernier exerce une action sur l'estomac et les intestins.

Les *gastralgies* peuvent être divisées en deux classes: les gastralgies idiopathiques et les gastralgies dépendant d'une cause générale, comme la chlorose, la neurasthénie et l'hystérie. Ces derniers états bénéficient quelquefois du massage, mais ils ne disparaissent que si l'on en supprime la cause, par des moyens appropriés, surtout lorsque celle-ci est une lésion organique telle que le tabes. En ce qui concerne la forme idiopathique, il est rarement vu qu'elle ne cède pas au traitement par le massage; il est curieux de voir qu'après un traitement très court le malade éprouve souvent du soulagement. Ce fait est analogue à ce qui se passe dans le traitement des névralgies des autres parties du corps. Je citerai parmi d'autres le cas d'une jeune dame de Paris, qui avait souffert depuis un certain nombre d'années de gastralgie violente; elle fut guérie au bout de trois semaines de massage. Je la vis deux ans après, elle n'avait pas eu de récidive, comme cela arrive quelquefois dans des cas similaires.

On pourrait, *à priori*, supposer que, dans la *gastroptose*, le massage devrait donner des résultats très satisfaisants, mais je suis obligé d'avouer, que, d'après mon expérience, et même après l'application d'un massage de longue durée, les résultats sont entièrement négatifs. La position anormale de l'estomac restera absolument la même qu'avant le traitement employé.

Cependant, nous voyons de temps à autre, dans notre pratique, des cas dus à une cause générale constitutionnelle, à des complications post-puerpérales, ou à un élargissement de la cavité abdominale par relâchement de la paroi. Dans ces cas, le déplacement gastrique ne donne lieu par lui-même à aucun symptôme. Le malade ignore complètement la nature de son état, qui n'est découverte que par hasard. Il en est probablement de même dans quelques cas de gastroptose causés par une lésion locale, telle qu'une diminution dans la contractilité de l'estomac. L'insuffisance motrice non seulement complique souvent la position anormale de l'estomac, mais elle en est souvent — du moins dans un très grand nombre de cas — l'origine réelle. L'estomac, surchargé par la stagnation de son contenu, cède sous le poids et, par conséquent, descend graduellement.

L'insuffisance motrice, en tant que conséquence de la gastroptose, semble, au contraire, être une complication plutôt rare. Cependant, on pourrait théoriquement supposer que le contraire devrait avoir lieu; la partie descendante du duodénum restant fixe, grâce à son insertion en arrière sur la paroi abdominale et l'estomac descendant, la distance comprise entre le bord inférieur de ce dernier et l'*antrum pylori* se trouverait de cette façon augmentée. Les aliments devraient, par conséquent, rencontrer plus de difficulté à quitter l'estomac; celui-ci serait obligé de faire plus d'efforts et de se contracter avec plus d'énergie pour évacuer son contenu.

C'est en essayant d'agir par notre traitement sur cet état atonique que nous pouvons quelquefois améliorer l'état du malade au point qu'il ne souffre plus ou presque plus.

Les contre-indications absolues du massage stomacal sont l'ulcère chronique et le cancer. Dans la première affection, le massage de l'estomac serait non seulement inutile, mais dangereux, car il pourrait donner lieu à des hémorrhagies. La même objection pourrait être faite contre le traitement d'une affection gastrique quelconque par des moyens physiques internes, sans en exclure le lavage de l'estomac.

Depuis quelques années nous avons cependant à notre disposition un moyen de découvrir la présence d'un ulcère (non cancéreux), c'est le marteau de Mendel; c'est, à mon avis, une découverte très importante et d'une grande valeur pratique, puisqu'elle nous met à même, la plupart du temps, d'exclure l'ulcère de l'estomac et même celui du duodénum dans les cas douteux.

Si, dans un cas d'ulcère de l'estomac, nous exerçons avec le marteau une percussion légère sur l'épigastre, nous provoquons de la douleur sur une aire nettement circonscrite et pendant un temps très court. Il importe peu que l'ulcère ait son siège sur la partie antérieure ou postérieure de l'estomac, car la percussion est transmise sous forme d'oscillations à travers le contenu stomacal jusqu'au siège de l'ulcère; celui-ci donne lieu à la même douleur que s'il logeait sur la paroi antérieure. Je me suis servi de cette méthode dans quelques cas douteux et m'en déclare très satisfait.

Au début du cancer, alors qu'il n'a pas encore donné lieu au développement d'une tumeur (stade d'infiltration), il est facile de commettre une erreur de diagnostic.

Je crois pourtant que 3 semaines de massage à cette période initiale ne peuvent faire aucun mal. Je dis à dessein, 3 semaines, car, après ce temps, je remarque généralement une amélioration, si légère qu'elle soit, dans toutes les affections stomacales auxquelles le massage est applicable.

Si nous avions affaire à un cancer de l'estomac, il ne se produirait aucune amélioration après ce laps de temps arrêté.

L'hyperchlorhydrie fait exception à cette règle, car, ainsi que je l'ai déjà dit, celle-ci demande plus de temps avant de laisser percevoir une amélioration. Mais c'est seulement dans un très petit nombre de cas, où le cancer se développe sur un ulcère, que nous trouvons la condition chimique identique à celui de l'hyperchlorhydrie ou de l'ulcère.

Je voudrais dire quelques mots sur la *technique du massage dans les affections* que nous avons à traiter.

Les résultats remarquables que j'ai obtenus dans le traitement des organes digestifs par le massage sont dus en grande partie à la position prise par le malade pendant la séance. Jusqu'à quelques années avant de quitter la France pour l'Amérique, le massage de l'estomac était toujours pratiqué par moi en faisant coucher le malade sur le dos. Dans cette position, l'opérateur pouvait exercer des frictions sur la paroi antérieure de l'estomac. Celles-ci étaient, en plus, plus ou moins incomplètes, car l'estomac tombait en arrière par son propre poids ; il devenait ainsi plus ou moins inaccessible à l'opérateur. Celui-ci ne pouvait plus exécuter les manipulations voulues ; à la fin de mon séjour à Paris, j'abandonnai donc la manière de procéder employée jusque-là et je tâchais de trouver une position qui conviendrait mieux à ce traitement et me mettrait à même d'arriver complètement à mon but.

J'y suis parvenu en faisant placer le malade d'abord dans la position latérale droite, puis, dans la même séance, dans la position latérale gauche. Cette méthode possède le grand avantage de faire tomber l'estomac en avant et en même temps vers le côté correspondant. On peut même voir, en procédant de cette façon, que l'estomac fait saillie et par conséquent devient tout à fait accessible aux mains de l'opérateur. Cette position offre, de plus, l'avantage de permettre à l'opérateur d'être assis à l'aise à côté du malade pendant la séance de massage, tandis que, si le malade est couché sur le dos, l'opérateur est obligé de rester debout, ce qui est très fatigant et demande un grand effort (1).

Les deux mains se saisissent d'un segment de la paroi abdominale aussi large que possible, et le pouce de la main droite est enfoncée aussi profondément que possible. Pétrissage énergique de l'estomac, car l'objet du traitement est d'agir non seulement sur les glandes, les nerfs et les fibres musculaires, mais aussi sur la circulation veineuse et lymphatique. En plus, le massage aidera aussi sans doute à mettre le contenu stomacal en contact intime avec les sécrétions.

J'ai déjà dit qu'il faut que le massage soit pratiqué avec une certaine force. Souvent, en cas d'hyperesthésie de la paroi abdominale ou stomacale, le massage doit être appliqué avec douceur, il faut que la pression soit

(1) Dans ma pratique, à Paris ainsi qu'aux Etats-Unis, j'ai très souvent observé des cas qui avaient déjà été soumis au massage sans le moindre résultat. Le masseur empirique avait complètement négligé les principes que je viens d'exposer et n'avait en réalité massé que la paroi abdominale. Je me souviens, entre beaucoup d'autres, d'un malade de Paris qui souffrait d'une gastrite chronique, sa paroi abdominale seule avait été massée pendant plus de 6 semaines sans que le moindre résultat ait été obtenu; en procédant comme je l'ai indiqué, j'arrivai en deux mois à une guérison complète et permanente. Ces cas se présentent journellement et ne sont nullement exceptionnels : ils sont certainement de nature à discréditer le massage médical.

augmentée graduellement, non seulement dans la même séance, mais aussi dans les suivantes. Peu à peu, grâce au massage, la sensibilité diminue et le malade est à même de mieux supporter le traitement. Tout le secret est de posséder un pouce très fort, que l'on n'acquiert que par un long exercice et de savoir comment masser. Les deux qualités sont d'une nécessité absolue pour le massage scientifique ou massage de Metzger, surtout pour le massage de l'estomac et des intestins. Sans cela on ne peut pas pénétrer à une profondeur suffisante et on ne sait pas exactement ce qu'on fait.

Quel est le meilleur moment pour exécuter le massage? C'est dans la matinée, lorsque l'estomac est à peu près vide, ou dans l'après-midi, quelques heures après le déjeuner (1). La durée de la séance est généralement de 15 minutes.

On s'est demandé si un massage exécuté pendant la digestion ne pourrait pas être préjudiciable à ce processus physiologique. Les expériences de Rubens Hirschberg, de Goparze et surtout celles du Dr Geulet, de Berne (2), ont cependant démontré de la façon la plus claire que le massage stimule les mouvements péristaltiques et augmente la quantité du suc gastrique sécrété, grâce à l'excitation des glandes. La digestion est donc meilleure et par conséquent la quantité des matières fécales ne tarde pas à diminuer, quelquefois même au point d'effrayer les malades.

Le massage manuel des intestins pour la cure de la *constipation* a été employé depuis très longtemps. Dernièrement, une tentative a été faite pour remplacer la

(1) Le massage exécuté peu de temps après un repas est désagréable au malade et au médecin, à cause du bruit produit par le déplacement des gaz.

(2) Geulet, *Correspondenzblatt für Schweizer Aerzte*, mars 1888.

main humaine par des dispositifs mécaniques divers, tels les disques roulants de l'appareil de Zander ou la méthode de rouler des boulets très lourds dans des directions différentes sur l'abdomen entier (méthode de Sahli). Ces moyens mécaniques, de même que le traitement manuel, pratiqué par un masseur ou une masseuse quelconque, n'ont le plus souvent qu'un effet temporaire, ou même aucun résultat. L'effet dure généralement aussi longtemps que le traitement continue, car le but n'est rien que de leurs manipulations de pousser les masses fécales à travers le côlon, siège presque exclusif de la constipation, dans la direction de la moindre résistance, c'est-à-dire vers le rectum.

Dans le but d'obtenir un résultat permanent, j'ai employé une méthode toute différente. J'ai, avant tout, essayé d'agir sur les fibres musculaires du gros intestin, dont l'atonie est la cause réelle de la constipation (1).

Le massage, exécuté rationnellement, rétablit, comme pour l'estomac, le pouvoir contractile des fibres musculaires dont l'atonie est justement la cause réelle de la constipation. C'est seulement de cette façon qu'une cure radicale et permanente peut être obtenue.

A cet effet, on procède de la façon suivante : le malade est placé sur le côté droit; l'intestin grêle se déplace et tombe alors du côté droit ; le côté gauche devient alors plus libre, et permet de pénétrer profondément avec les doigts; l'S iliaque sera par conséquent plus facilement accessible au massage. — En effet cette portion du tube digestif est le siège le plus fréquent et le plus important de l'affection en question. Cela est dû à ce qu'il forme la

(1) Nous ne croyons pas que des parois abdominables flasques et faibles, comme nous en voyons si souvent chez des femmes après des couches nombreuses, puissent exercer une influence notable sur l'élément constipation. Je crois que le rôle qu'on leur attribue dans la production de la constipation est en tout cas exagéré.

partie la plus basse du côlon ; les matières fécales deviennent de plus en plus dures à mesure qu'elles progressent et l'S iliaque agit comme un obstacle mécanique au cours de ces matières. Il en est de même, quoique à un moindre degré, de l'angle que forment entre eux le côlon transverse et descendant. Cet angle, d'après Merkel (1), est plus aigü que celui du côté opposé (*Flexura hepatica*).

D'ailleurs dans la position indiquée, le malade ne contracte pas le muscle grand droit autant que dans le décubitus dorsal ; il est alors plus facile de saisir le gros intestin et de le soumettre au massage. Avec l'extrémité du pouce de la main droite, on tâche d'aller aussi profondément que possible, en essayant, avec le bout des autres doigts, de saisir — comme dans le massage de l'estomac — alternativement un segment du côlon aussi large que possible. Comme le côlon transverse est très mobile, à cause de son long mésentère, on fera bien de procéder obliquement par rapport à son axe longitudinal. De cette façon, on peut en masser une plus large portion que par tout autre procédé.

En ce qui concerne la direction dans laquelle le massage du côlon doit être pratiqué, il est indifférent de commencer du côté du cœcum et de continuer le long du gros intestin vers la direction du rectum, comme on le fait généralement. Le seul but, en effet, est, comme je l'ai déjà dit, d'arriver à une guérison permanente en dirigeant les manipulations exclusivement vers la musculature des intestins.

Vers la fin de la séance, le paquet intestinal entier est soumis au massage avec les deux mains. La position du malade au cours de cette dernière manœuvre est la même que dans le massage du côlon seul, puisque cette position permet une prise meilleure et plus assurée sur l'intestin grêle, qui tombe, pour ainsi dire, dans les mains de l'opérateur.

Ici comme dans le massage de l'estomac, et pour la même raison, il est rare que le véritable massage des intestins puisse être exécuté dès le commencement du traitement. Généralement il faut attendre quelques jours avant d'y arriver. En effet, il y a des cas dans lesquels la paroi abdominale est particulièrement épaisse et résistante, pour ne pas dire qu'elle est quelquefois le siège d'une très grande sensibilité. Il faut donc consacrer toute une semaine et même plus au massage préparatoire.

La séance de massage pour la constipation doit durer, comme pour les affections stomacales, environ 15 minutes.

Le secret du succès dans le massage des intestins pour la constipation dépend moins des manipulations variées qu'on emploie que d'une connaissance approfondie des conditions anatomiques, physiologiques et pathologiques des organes qui doivent être traités. Les manipulations qu'il faut employer sont aussi simples que pour le massage de l'estomac, ce sont seulement des frictions et surtout du pétrissage. Dans les divers traités du massage on décrit des manipulations différentes pour les diverses maladies et même pour différentes périodes de la même affection. Sous ce rapport (1), j'ai toujours suivi la doctrine de Metzger, qui a beaucoup simplifié les manipulations et qui n'en emploie qu'un très petit nombre.

Je ne discute pas ici la qualité particulière de l'agent principal, c'est-à-dire du pouce, car j'y ai déjà fait allusion. Je répéterai seulement que l'absence de cette qualité ainsi que d'autres qualités physiques est, à mon avis, une des raisons principales de l'insuccès de tant de masseurs.

(1) Des ouvrages entiers ont été écrits sur ce sujet, par exemple ceux de Hoffer et Zabludovski.

C'est particulièrement le cas des femmes, qui possèdent rarement une force suffisante dans les doigts, surtout dans le pouce; elles déploient la plupart du temps sans nécessité une grande force et font ainsi plus de mal que de bien.

Si l'on adopte le procédé que je viens de préconiser, on ne manquera presque jamais d'obtenir les résultats les plus satisfaisant et on ne rencontrera pas d'insuccès, comme cela arrive si fréquemment quand on procède d'une façon empirique. On obtient souvent des résultats excellents, même dans les cas les plus invétérés et d'une durée extrêmement longue, dans lesquels toute espèce de traitements et de laxatifs ont été employés sans produire autre chose qu'un soulagement temporaire. Il n'est pas rare de rencontrer dans la pratique journalière des cas dans lesquels les symptômes se sont ainsi aggravés parce que les intestins se sont graduellement déshabitués de leur fonction. Les purgatifs ne produisent plus l'effet désiré aux doses ordinaires. L'estomac ne tarde pas à être irrité et une gastrite médicamenteuse est souvent le résultat final de ce traitement.

Je dois cependant avouer qu'il y a des cas — assez fréquents même — dans lesquels, en dépit de tout massage correct, on n'arrive pas à un résultat satisfaisant, c'est lorsque la cause principale de la constipation a son siège très haut dans le rectum et dans le voisinage du sphincter tertius, par suite de l'atonie des fibres musculaires dans cette région. Dans ce cas on ne peut pas, à cause du siège profond du mal, arriver à masser à travers la paroi abdominale ; il faut donc aller très haut dans le rectum avec l'extrémité de l'index et tâcher de masser la partie malade pendant quelques minutes.

Les résultats obtenus par ce procédé ont été des plus satisfaisants, même dans les cas où le malade était constipé depuis sa naissance. J'ai traité plusieurs cas avec succès à Paris ainsi qu'aux Etats-Unis, même chez des malades qui souffraient dès leur naissance et qui n'avaient jamais eu une selle sans prendre de médicaments ; le massage a rendu à l'intestin son pouvoir contractile, par conséquent son activité est revenue. Bien entendu, il est de la plus grande importance de posséder à cet effet un index suffisamment long ; le doigt d'une femme a rarement une longueur suffisante pour arriver aussi haut qu'il faut.

Je considère cette dernière méthode de massage comme une réelle innovation d'une très grande importance pratique. J'ai employé ce mode de massage chez des jeunes filles et des enfants qui souffrent assez souvent de la constipation sans cause appréciable, telle que la chlorose, ou une autre affection de ce genre.

Je suis à même de pouvoir affirmer que j'ai obtenu des résultats très satisfaisants et en même temps permanents. J'ai employé cette méthode chez des femmes d'une position sociale assez élevée sans que jamais aucune objection se soit élevée de leur part contre ce procédé. Le massage peut être exécuté sous les vêtements de façon à respecter la modestie des malades, des patients.

Quelquefois, des mères, et même celles de la meilleure société, qui ont entendu parler des résultats presque merveilleux de cette méthode m'ont prié de l'appliquer à leurs filles dès le commencement du traitement de leur constipation.

Je cédais à leur désir, bien que je n'aie pas l'habitude de l'employer au début du traitement et pour des raisons faciles à concevoir. Je ne l'emploie que lorsque les autres manipulations n'ont pas donné les résultats désirés. On comprendra qu'avant chaque séance de massage de ce genre il faut administrer un énéma au malade.

En outre, il y a quelquefois, particulièrement dans les cas de longue durée, du relâchement et de l'atonie dans les muscles qui environnent l'ampoule rectale.

Dans ce cas, l'ampoule est fortement dilatée au point de former quelquefois une cavité très large, contenant une masse de matières fécales extrêmement dures. Ces muscles affaiblis doivent aussi être massés et d'une façon énergique.

Observation VI

Mrs W..., 59 ans, est recommandée à mes soins, en septembre 1899, par le Dr Keyes, de New-York.

Se plaignait de paresse intestinale depuis plusieurs années, mais pouvait aller à la selle au moins temporairement à l'aide d'énémas et de laxatifs légers. Pendant les trois dernières années la constipation devint plus opiniâtre, de sorte qu'elle fut obligée de prendre des purgatifs jusqu'à trois fois par jour Elle a été massée plusieurs fois par des masseuses suédoises, mais elle n'a éprouvé à la suite qu'un soulagement très léger et de très courte durée. D'autres remèdes ne donnaient pas de meilleurs résultats. Je la massai pendant 6 semaines; le résultat ne fut que partiel; j'eus alors recours au massage par le rectum; au bout de 4 semaines environ de traitement j'obtins une guérison complète et permanente. Au printemps dernier (1906), je traitai son mari et elle profita de ma présence pour me raconter qu'elle avait eu une selle normale presque tous les jours et qu'elle n'avait pas pris de remèdes depuis qu'elle avait cessé son traitement.

Observation VII

Mrs C..., 25 ans, de Brooklyn. A souffert de constipation dès sa naissance. N'a pas eu une seule selle sans avoir recours aux médicaments, énémas et laxatifs. L'état général est assez mauvais. Elle a l'air pâle et se sent faible. Je la traitai pendant l'automne de 1897, pendant plus de deux mois. Dans les dernières séances j'employais le massage rectal. Le résultat fut presque merveilleux. L'intestin fonctionnait normalement tous les jours. Cette malade eut une grossesse l'été suivant, et pendant toute la durée de cet état elle ne fut pas une seule fois forcée d'avoir recours aux remèdes, alors qu'auparavant elle aurait été forcée de prendre des purgatifs en fortes doses tous les jours. — En juin 1907, elle continue toujours à être débarrassée de sa constipation. Son état général ne laisse rien à désirer.

Observation VIII

Miss C. M..., de Brooklyn, 14 ans, cousine de la dernière malade, a été soignée en février 1898. Ses intestins avaient toujours été plus ou moins paresseux, mais cet état avait toujours cédé aux laxatifs légers. Sa mère me pria d'appliquer le massage rectal dès le début du traitement, mais je refusai d'accéder à ses désirs. Après 3 semaines de massage, je n'obtins pas des résultats aussi satisfaisants que je désirais; je cédai donc à sa prière et employai le massage rectal; au bout de quinze jours elle était parfaitement guérie et n'a jamais eu de récidive.

La présence prolongée des matières fécales dans le gros intestin est souvent la cause de la décomposition de son contenu, avec production de gaz et de toxines de nature diverse (ptomaïnes, etc.). Les substances nocives peuvent être résorbées et provoquer une intoxication lente et générale se manifestant sous des formes variées. J'ai soigné plusieurs cas de cette nature, je me contenterai d'en résumer deux qui prouvent de la façon la plus évidente la réalité de cette intoxication.

Observation IX

B..., petite fille de 6 ans, de Boston. D'après le récit de ses parents elle a souffert de la constipation dès sa naissance. Jusqu'à l'âge de 3 mois elle avait des selles presque régulières en lui donnant des énémas. A partir de cette époque, ce moyen ne donna plus aucun résultat. On était obligé de lui administrer des laxatifs et des purgatifs de la pharmacopée américaine. Au mois de décembre 1887, après avoir eu une seule selle en 3 jours, elle fut prise de convulsions, qui durèrent 24 heures, et que le médecin attribua à une accumulation de matières fécales dans le côlon. Les convulsions cessèrent après que l'intestin eut été vidé par un purgatif énergique. Les mêmes attaques se répétèrent très souvent à partir de cette époque, quoique moins violemment, et cessaient toujours rapidement par les mêmes remèdes. Je vis l'enfant à Paris, au mois de novembre 1888. Après m'avoir expliqué tous ces détails, la mère ajoutait que sa petite fille, généralement réservée à partir du moment où elle avait commencé à être prise par ses attaques, s'isolait autant que possible et ne prenait plus part aux jeux des autres enfants. Elle n'était pas, comme elle disait, semblable aux autres enfants. J'essayai le massage, mais sans me promettre un résultat brillant. Cependant au bout de quinze jours les selles étaient normales, régulières, sans qu'il fût besoin d'employer ni énémas, ni purgatifs. Pour consolider le résultat, le traitement fut continué encore pendant 3 semaines. Ensuite, l'enfant put aller régulièrement à la garde-robe aux intervalles presque physiologiques, sans être obligé d'avoir recours aux moyens artificiels. Elle n'eut plus d'attaques, de convulsions et son caractère a changé tout à fait. Comme la fonction de l'intestin s'améliorait, elle devint joyeuse, vive, ne ressemblant plus à ce qu'elle était autrefois. Il y eut deux récidives légères quelques mois après, mais on en eut facilement raison par quelques jours de massage et le résultat se maintint — du moins pendant trois ans après la cessation du traitement.

Observation X

Miss R..., cantatrice, 28 ans, Hongroise, se plaint de constipation légère presque depuis son enfance. Depuis deux ans, cette constipation est devenue particulièrement opiniâtre et ennuyeuse. Sans remèdes elle ne peut aller à la garde-robe que tous les trois jours. Petit à petit elle perdit son appétit, maigrit. Le teint a changé au point de devenir presque cadavéreux. Le timbre de la voix s'est aussi altéré peu à peu; elle attribue tous ces changements à la constipation. Elle est découragée et presque mélancolique. Un médecin de Vienne lui prescrit une saison à Marienbad, le résultat est peu satisfaisant.

Elle vint me voir en à Paris en 1888, très émaciée, les parois abdominales étant très souples; son cas était particulièrement favorable au massage.

L'amélioration fut évidente déjà au bout de trois semaines de massage. Celui-ci fut continué pendant 2 mois et demi, et ne fut interrompu que pendant les périodes menstruelles. Autrefois les matières fécales étaient expulsées sous forme de boules très dures. Les selles s'accompagnaient de violentes douleurs, de sorte que la malade éprouvait une véritable crainte d'aller à la garde-robe. Après cessation du massage, elle pouvait aller à la selle sans douleurs presque tous les jours. Les matières fécales sont bien moulées et de consistance normale. L'appétit est satisfaisant. Je la revis en juillet 1890. Son beau teint d'autrefois et le timbre de sa voix étaient revenus. Elle a gagné du poids, et cette grande amélioration de sa santé semble avoir complètement banni toutes ses idées noires.

La *parésie intestinale* n'est pas une affection rare chez les personnes âgées. Elle est très souvent prise pour de l'obstruction intestinale, et quelquefois aussi pour une véritable tumeur.

Dans mon traité sur le massage (1), j'ai rapporté un cas chez un vieillard de 65 ans, que j'ai traité il y a bien des années et dans lequel un véritable vomissement fécal s'était déclaré. Des purgatifs énergiques et des énémas ne donnèrent aucun résultat. Vers la fin de la troisième journée, après cinq séances de massage, une quantité énorme de matières fécales, d'une dureté extrême et d'une odeur fétide, fut expulsée et le malade guérit très vite.

Tout ce qui précède s'applique à la constipation dépendant d'une *atonie* de l'intestin. J'ai laissé de côté la forme dite *spastique*, car elle a toujours été considérée comme non justiciable du massage, ce qui est aussi mon avis.

(1) *Traité théorique et pratique du massage*, Paris, 1891, 672 pages.

J'ai eu l'occasion de traiter, à Paris et à New-York, plusieurs cas de *diarrhée* de longue durée. J'ai eu recours aux mêmes méthodes que pour le traitement de la constipation, tout en employant moins de force. Les résultats ont été très encourageants. Dans quelques cas, la diarrhée était compliquée de désordre stomacal chronique. Il est très évident, comme je l'ai déjà dit plus haut, que le massage produit de grands changements dans les glandes et dans l'élément moteur, modifiant leur structure anatomique et par conséquent leur physiologie. C'est cette interprétation qui me permet d'expliquer les effets favorables du massage aussi bien dans la diarrhée que dans la constipation. Quoique ces deux états paraissent être entièrement différents, tous deux sont susceptibles d'être modifiés par notre traitement par suite des changements qu'il produit dans la nutrition des éléments histologiques de l'intestin. Dans les deux cas, les intestins sont ramenés à un fonctionnement normal et physiologique.

Paris, novembre 1907.

FIN

Poitiers. — Imp. Blais et Roy, 7, rue Victor-Hugo, 7.

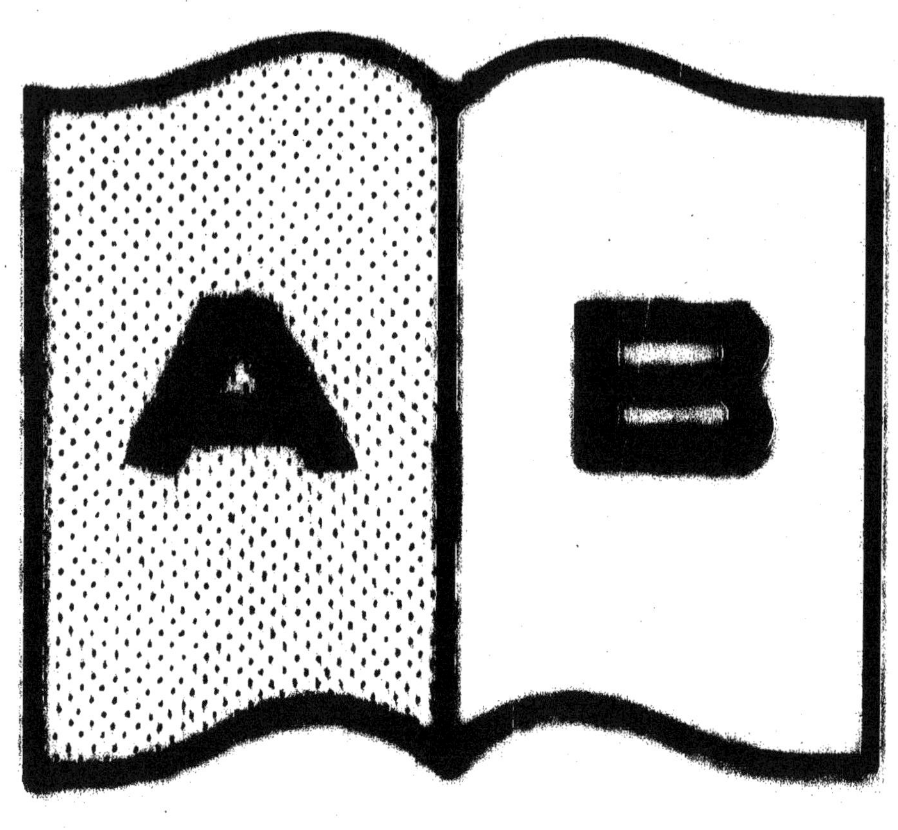

Contraste insuffisant

NF Z 43-120-14

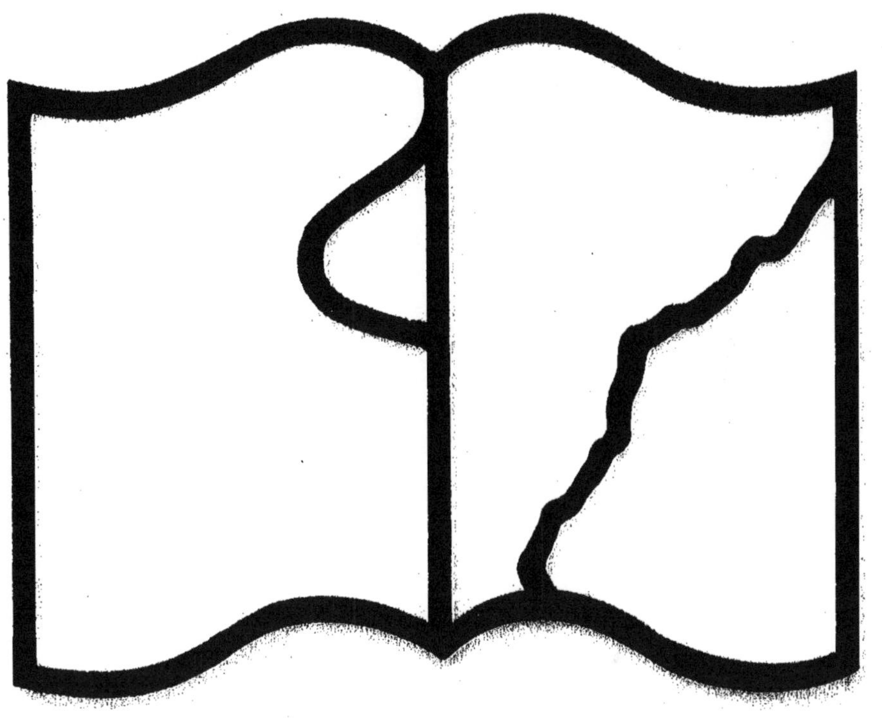

Texte détérioré — reliure défectueuse

NF Z 43-120-11

www.ingramcontent.com/pod-product-compliance
Ingram Content Group UK Ltd.
Pitfield, Milton Keynes, MK11 3LW, UK
UKHW020357250726
13967UKWH00005B/2341